AF310295

ETUDE

CLINIQUE ET THÉRAPEUTIQ

sur

LA CONSTIPATION CHRONIQUE

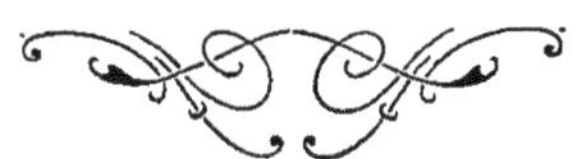

Ses Causes — Ses Traitements

PAR

Lucien MASQUERAY

Docteur en Médecine de la Faculté de Paris

Membre Correspondant de la Société de Médecine de Rouen

Lauréat de l'Ecole de Médecine

Officier d'Académie

IMPRIMERIE DE LA VICOMTÉ

ROUEN

75, rue de la Vicomté

—

1908

ETUDE

CLINIQUE ET THÉRAPEUTIQUE

sur

LA CONSTIPATION CHRONIQUE

Ses Causes — Ses Traitements

PAR

Lucien MASQUERAY

Docteur en Médecine de la Faculté de Paris

Membre Correspondant de la Société de Médecine de Rouen

Lauréat de l'Ecole de Médecine

Officier d'Académie

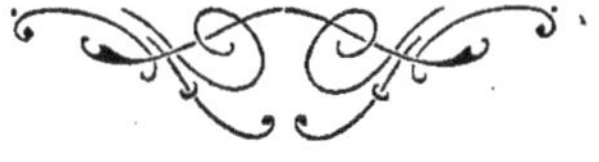

IMPRIMERIE DE LA VICOMTÉ

ROUEN

75, rue de la Vicomté

—

1908

AVANT-PROPOS

De toutes les affections dont la nature humaine est affligée, la constipation habituelle, chronique, tient certainement le premier rang. La fréquence de cette maladie a fait naître des médications multiples qui ont été employées plus ou moins judicieusement. Il n'y a pas de journal qui, en quatrième page, ne fournisse et ne vante tel ou tel produit contre la constipation. Le public aveugle achète sans discernement cette panacée universelle qui doit lui procurer, à bref délai, une guérison aussi assurée que peu coûteuse. Souvent, après avoir absorbé en toute confiance, plusieurs boîtes ou plusieurs flacons du fameux produit, le résultat est négatif au grand désespoir de l'intéressé. C'est que le médicament absorbé ne porte pas en lui la pathogénie ni l'étiologie du mode de constipation auquel on doit porter remède. C'est là un rôle entièrement dévolu au médecin qui, seul, peut apprécier et discerner quel genre de constipation il doit soigner. Seul, le médecin pourra ordonner la médication appropriée, et ne traitera pas un constipé spasmodique comme un vieillard atonique. C'est pourquoi, nous avons, dans cette monographie, tenté d'appeler l'attention de ceux dont l'intestin fonctionne mal en leur montrant à quels dangers ils s'exposent en négligeant le bon entretien de leur tube digestif.

Beaucoup se porteraient infiniment mieux s'ils observaient une hygiène plus sévère, s'ils prenaient plus d'exercice, s'ils mangeaient moins.

Nous avons passé en revue toutes les causes susceptibles d'amener la constipation ; nous avons insisté sur la médication hygiénique, de beaucoup la plus importante et la plus facile à exécuter.

Ceux qui auront la patience de lire ces lignes en conclueront certainement que la plupart des maux qui affligent notre pauvre humanité, est due soit à l'indifférence des uns, soit à la négligence des autres. Aussi, souhaitons-nous qu'ils puissent tirer de cette lecture tout le bénéfice qu'elle peut comporter ; heureux que nous serons d'avoir pu apporter quelque soulagement et quelque remède à ceux qui souffrent de la terrible constipation.

Dr MASQUERAY.

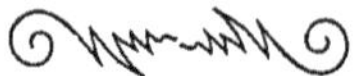

ÉTUDE

CLINIQUE ET THÉRAPEUTIQUE

sur

La Constipation Chronique

SES CAUSES — SES TRAITEMENTS

par

Lucien MASQUERAY

Docteur en Médecine de la Faculté de Paris

Membre correspondant de la Société de Médecine de Rouen

Lauréat de l'Ecole de Médecine

Officier d'Académie

Définition

La constipation est un trouble fonctionnel de l'appareil digestif caractérisé par la rareté absolue ou l'insuffisance des évacuations alvines, et par la sécheresse ou la dureté des matières expulsées.

Pour ce qui est de l'abondance et de la consistance des matières, il y a, suivant les âges et les conditions individuelles, de grandes variations, et la rareté des garde-robes peut suffire à la définition de la constipation. Un adulte, un enfant déjà grand doivent aller spontanément à la selle une fois par jour; s'il n'y vont que tous les deux ou trois jours, on peut dire qu'ils sont constipés. Un nouveau-né, un nourrisson, dans les conditions normales aura deux ou trois évacuations; s'il n'en a qu'une, il est presque toujours constipé.

Il y a d'ailleurs de nombreux degrés dans la constipation, marqués surtout par la longueur des intervalles qui séparent les selles; plus ces intervalles sont grands, plus la constipation est accusée; on voit des femmes qui, sans éprouver de malaise bien appréciable, restent cinq, six, huit ou dix jours sans aller à la garde-robe. Ce sont généralement des nerveuses dont l'atonie intestinale est portée jusqu'à la paralysie.

Pour bien apprécier la constipation, il importe, nous l'avons vu, de tenir grand compte des conditions individuelles et les idiosyncrasies : n'est constipé en effet, que le sujet qui sort de son état physiologique normal ; or, la règle en vertu de laquelle la défécation se produit une fois tous les jours, est sujette à de nombreuses exceptions en plus ou en moins ; et un individu qui, normalement, en pleine santé, ne va à la selle que tous les deux ou trois jours, n'est pas constipé. De même, ceux qui, d'une façon régulière, vont à la garde-robe deux fois par jour, n'ont pas la diarrhée, mais ils peuvent devenir constipés en n'ayant plus qu'une seule évacuation quotidienne. On voit par là que la constipation est un phénomène relatif, des plus variables suivant les sujets. D'autre part, ce n'est pas seulement par la défécation rare, mais par la défécation insuffisante, qu'est constituée la constipation ; l'abondance et les caractères des selles méritent autant d'attention que leur fréquence.

La constipation est un symptôme commun à de nombreux états pathologiques, maladies générales constitutionnelles et diathésiques, maladies de l'appareil digestif, maladies du système nerveux. Nous passerons bientôt en revue les différentes causes, dont la connaissance est indispensable pour l'établissement d'un traitement rationnel.

Mais nous croyons utile, tout d'abord, d'étudier brièvement les différentes transformations que subissent les aliments dans leur parcours à travers le tube digestif, du pylore à l'anus. Nous assisterons ainsi à la production des matières fécales, condition « *sine qua non* » de la constipation.

PROGRESSION DES ALIMENTS DANS L'INTESTIN

Les aliments, ou mieux le bol alimentaire, après avoir subi dans l'estomac l'imprégnation et l'action du suc gastriqne ; lorsque les albuminoïdes ont été en grande partie transformés en peptones, passe dans l'intestin en franchissant le pylore. Là, grâce à la lubréfaction des parois intestinales, grâce aux mouvements péristaltiques incessants, le bol descend jusqu'à la valvule iléo-cœcale qu'il franchit et pénètre enfin dans le gros intestin. C'est là que commence la formation des matières fécales proprement dites, qui se mouleront sur les parois de l'intestin de façon à reproduire, comme chez certains animaux, la forme même de cet intestin.

Au moment ou le bol alimentaire a quitté l'intestin grêle pour, après avoir franchi la valvule iléo-cœcale, pénétrer dans le gros intestin, il arrive aussitôt dans une sorte de diverticulum de ce même gros intestin, c'est le cœcum. Si, au point de vue de la digestion, il ne joue pas un grand rôle chez l'homme, il offre, au point de vue de la constipation, un grand intérêt. Les matières peuvent en effet s'y accumuler et si la contractilité musculaire de ce réservoir s'affaiblit, on comprend que leur présence puisse y déterminer des inflammations graves telles que la typhlite, la pérityphlite et enfin l'appendicite.

Poussées ensuite par les mouvements péristaltiques du gros intestin, les matières fécales parcourent l'intestin en se desséchant, séjournent quelque temps dans l'S iliaque, puis descendent dans le rectum. Par leur présence en ce point, elles déterminent du côté de l'anus, cette sensation spéciale qui amène bientôt tout un ensemble de phénomènes réflexes permettant à celui-ci de s'entrouvrir, et qui font agir simultanémeut tous les muscles qui concourent à la presse abdominale, en même temps qu'ils augmentent les contractions de l'extrémité inférieure du gros intestin. Les matières fécales sont ainsi expédiées au dehors par l'acte de la défécation.

DES MATIÈRES FÉCALES

Qu'est-ce que ces matières fécales ? Ce sont les résidus des aliments ; elles sont composées en grande partie par les substances qui n'ont pas été utilisées par la nutrition ; on y trouve surtout de la cellulose, des végétaux, de la substance cartilagineuse, du tissu épidermique et des graisses provenant de substances animales. La quantité de ces matières est variable et dépend du régime auquel on est soumis. Wersarg qui a fait une étude toute particulière de ces matières, a montré que chez l'homme, la quantité totale des excréments rendus journellement variait entre 67 et 306 gr. et était en moyenne de 131 gr. Elles ont une réaction alcaline et leur couleur, comme leur odeur, dépend en grande partie des modifications subies par la bile versée dans l'intestin ; on trouve en effet dans les matières fécales tous les corps qui dérivent des éléments biliaires, acides cholinique, fellinique, dyslisine, excrétine, etc. Elles contiennent aussi des produits de putréfaction tels que l'indol, le skatol, le phénol, etc., des ptomaïnes, des leucomaïnes et enfin, d'innombrables micro-organismes. Chaque selle renferme plusieurs centaines de millions de ces derniers dont les principaux et les plus fréquents sont, d'après Netter : le bacillus subtilis de Cohn, le saccharomyces, champignon de la levure, le clostridium, et le mycoderma pasteurianum. On a pu constater la présence et cultiver 25 sortes de bactéries normalement présentes dans le tube digestif Que l'on nous pardonne de nous appesantir ainsi sur cette question, elle permettra de se rendre mieux compte à quels dangers sont chaque jour exposés ceux ou celles dont l'intestin ne fonctionne pas ou, tout au moins, de façon imparfaite. Ptomaïnes, micro-organismes, leuconaïnes suffisent amplement pour amener dans tout l'organisme humain les désordres si connus des auto-infections et auto-intoxications par resorption lente des produits de putréfaction.

DES DIFFÉRENTS MODES DE LA CONSTIPATION

Maintenant que nous sommes fixés sur la nature et la marche du bol alimentaire arrivé à l'extrémité inférieure du tube digestif, il nous faut avant d'aborder la pathogénie de la constipation, rechercher combien de modes et sous quelles formes ce trouble fonctionnel peut se présenter.

1º La constipation peut être *accidentelle*; elle n'est alors qu'un phénomène secondaire à une maladie déterminée, comme dans l'embarras gastrique, l'intoxication saturnine aiguë, l'appendicite, la hernie étranglée, etc.;

2º La constipation peut être *partielle*; dans ce cas, il faut l'envisager au point de vue de la qualité, de la quantité, de la fréquence.

α. — Constipation partielle *qualitative*

Les matières fécales doivent avoir normalement une consistance molle et être moulées en boudin. En cas de constipation, elles sont sèches et dures, et c'est là l'indice d'un long séjour dans le gros intestin. Elles se présentent sous la forme de boulettes plus ou moins grosses (scybales); parfois, ce ne sont plus que des petites billes comparables aux crottes de bique (matières ovillées). Dans d'autres cas, elles sont aplaties, rubanées, ou étirées comme à la filière. Souvent, elles sont recouvertes de mucosités, et leur expulsion, qui peut être accompagnée de coliques violentes, exige toujours des efforts.

Cette constipation qualitative se voit surtout en cas de spasme intestinal; elle est un des symptômes essentiels de l'entérite muco-membraneuse.

β. — Constipation partielle *quantitative*

On admet que le poids des matières fécales expulsées chaque jour atteint une moyenne de 131 gr. et un maximum de 180 gr.; ce chiffre, nous l'avons vu, est très approximatif, et varie selon les individus, le régime qu'ils suivent, la qualité et la quantité d'aliments qu'ils ingèrent. Mais si, dans cette forme de constipation, on ne doit tenir qu'un compte relatif du volume des matières, par contre, ce qui est surtout caractéristique, c'est l'accumulation des matières fécales dans le gros intestin. On peut souvent dans ce cas constater directement la coprostase, soit par la palpation de l'abdomen, soit par le toucher rectal ou vaginal. La constipation quantitative s'observe surtout chez les sujets à parois abdominales flasques, c'est d'ordinaire une constipation atonique.

γ. — Constipation partielle *horaire*

La constipation horaire est caractérisée par l'exagération de l'intervalle séparant les garde-robes, les selles ne se produisant que tous les trois ou quatre jours. Il importe, comme nous l'avons dit au début, de tenir compte de ce fait que la fréquence des évacuations n'est pas la même chez tous les sujets. La quantité de matières fécales expulsées chaque fois peut être considérable et est en rapport direct avec la quantité d'aliments ingérée depuis la garde-robe précédente. Froussard insiste sur ce fait que « quelquefois ces selles sont liquides, s'accompagnent de douleurs, de coliques ; la coprostase semble avoir provoqué une débâcle : c'est là pour le diagnostic une cause d'erreur importante à éviter, car les malades, obnubilés par leur prétendue diarrhée, se présentent à nous comme des diarrhéiques, sans faire mention du temps très long qu'ils passent sans avoir de selles ».

3° La Constipation peut être *totale*

Dans ce cas, la constipation se présente sous deux types principaux, différents dans leurs causes, leurs symptômes, leur traitement, et qu'il importe de bien distinguer : le type spasmodique et le type atonique.

α. — Type *spasmodique*

La constipation spasmodique est le type le plus fréquent ; elle est la condition essentielle, la cause première de l'entéro-colite muco-membraneuse.

Les malades présentent des périodes de crise, pendant lesquelles tous les syptômes s'exagèrent en même temps qu'apparaissent des phénomènes douloureux, et des périodes d'accalmie où la constipation représente pour ainsi dire le phénomène exclusif.

Pendant les crises, les malades éprouvent des épreintes

douloureuses, ressentent sans cesse le besoin d'aller à la selle, et n'expulsent que du mucus, soit sous la forme de glaires, soit sous la forme de muco-membranes, ou bien ils évacuent en même temps quelques matières de petit calibre, souvent aplaties et rubanées. Les souffrances peuvent être très aiguës et déterminer des crises entéralgiques, apanage de l'entéro-colite muco-membraneuse. A la palpation de l'abdomen, on perçoit des ondulations dont les malades ont d'ailleurs la sensation. La crise se termine souvent par une débâcle : alors, dans le liquide diarrhéique nagent toujours des crottes dures accompagnées de glaires et de muco-membranes.

Pendant les périodes d'accalmie, les selles sont toujours rares, les matières sont petites et fragmentées, ou forment des cylindres, gros à peine comme le doigt; elles sont dures, et leur expulsion nécessite des efforts ; leur passage au niveau de l'anus provoque souvent une douleur assez vive. La paroi abdominale n'est pas flasque ; elle peut être contracturée, ce qui rend l'exploration du ventre difficile. A la palpation de la fosse iliaque gauche, palpation qui est quelquefois douloureuse, on sent l'S iliaque fortement contractée sous la forme d'un cylindre à parois épaissies. En raison du spasme intestinal, on arrive souvent aussi à percevoir le côlon ascendant et le côlon descendant, qui semblent indurés, et surtout le côlon transverse, corde tendue au voisinage de l'ombilic (corde côlique de Glénard). Mais le spasme n'existe généralement pas dans toutes les parties de l'intestin; celui-ci est dilaté par places, et se présente alors, à la palpation, comme une masse molle et pâteuse. Il importe, en même temps, d'examiner les différents viscères abdominaux et de rechercher en particulier s'il n'existe pas de néphroptose, d'hépatoptose ou d'entéroptose.

β. — Type *atonique*

C'est la constipation du vieillard et des obèses, assez fréquente aussi chez l'enfant. Elle affecte d'ordinaire le type de la constipation absolue totale.

Les selles sont rares et l'on rapporte le cas de sujets demeurant quinze et jusqu'à trente jours sans se présenter à la garde-robe.

Renaudin cite le cas d'un homme qui, sa vie durant, n'eut que cinq à six selles par an.

Les matières peuvent n'être expulsées qu'en petite quantité ; mais souvent elles sont abondantes, et forment de gros cylindres parfois énormes, dures et rugueux, secs, dont l'expulsion est douloureuse. Dans certains cas, bien que les selles, toujours pénibles, se produisent assez régulièrement tous les jours, l'intestin reste rempli, les malades déféquant par regorgement, et n'évacuant que le trop-plein de leur tube digestif. Le ventre est flasque, se laisse facilement déprimer. A l'examen, le côlon, dilaté, se présente comme une masse molle et pâteuse, dont on ne peut distinguer les différentes parties ; souvent on sent, dans les fosses iliaques, et plus souvent à gauche, des matières boudinées que l'on écrase contre le doigt et la paroi abdominale postérieure. Cette variété de constipation s'accompagne généralement de météorisme.

Après avoir nettement différencié les deux types de la constipation totale, le type spasmodique et le type atonique, il importe de remarquer qu'ils ne s'excluent pas l'un l'autre. Presque toujours on constate en certaines régions de l'abdomen des signes de spasmes, et en d'autres des signes d'atonie ; d'autre part un même segment intestinal peut être un jour contracturé, et un autre jour dilaté ; aussi avant d'affirmer la nature de la constipation chez un sujet, importe-t-il de lui examiner l'abdomen à plusieurs reprises afin d'être nettement fixé sur le genre, spasmodique ou atonique, auquel on a affaire.

DES TROUBLES ENGENDRÉS PAR LA CONSTIPATION

Outre les symptômes fonctionnels appartenant en propre à la constipation (crises douloureuses, épreintes, difficultés de défécation), il peut exister des troubles résultant de la résorption des toxines intestinales et de leur passage dans la circulation : céphalée, vertiges, somnolence, inaptitude au travail, bouffées congestives à la face, diminution de l'appétit, météorisme abdominal, nausées, coliques, vomissements ; la langue est blanche, l'haleine fétide, la salive acide et visqueuse. Lorsque la constipation est très opiniâtre et que de grands efforts sont nécessaires pour aller à la selle, des accidents mécaniques peuvent se produire : hémorrhoïdes, prolapsus rectal, etc.

En cas de constipation très intense et très ancienne, les matières fécales s'accumulant dans l'intestin finissent par l'obstruer complètement ; alors surviennent le hoquet, les vomissements fécaloïdes et enfin l'obstruction intestinale qui peut parfois se terminer par la mort.

CAUSES DE LA CONSTIPATION

Pour établir un traitement rationnel de la constipation, il faut en bien connaître la cause, celui-ci étant subordonné et sous la dépendance directe de celle-là. La grande variété des causes explique amplement la multiplicité des traitements préconisés.

Avant de rechercher les causes de la constipation habituelle, chronique et totale, de beaucoup la plus importante, nous rechercherons l'étiologie de la constipation accidentelle.

PATHOGÉNIE DE LA CONSTIPATION ACCIDENTELLE

Il est en général facile de rapporter la constipation accidentelle à sa véritable cause. Tantôt elle apparaît au cours d'une maladie générale fébrile, ou d'une intoxication aiguë : (fièvre typhoïde sans diarrhée, que l'on rencontre surtout chez l'enfant), intoxication saturnine aiguë ; tantôt il s'agit d'une affection du tube digestif : embarras gastrique, appendicite, et toutes les causes d'occlusion intestinale, comme par exemple la hernie étranglée. Tantôt la constipation est provoquée par une affection douloureuse de l'abdomen, péritonite aiguë (sauf celle à pneumocoques qui s'accompagne de diarrhée), péritonite tuberculeuse, colique hépatique, néphrétique, etc. C'est souvent une maladie du système nerveux qui engendre la constipation accidentelle, et l'on connaît l'importance de ce symptôme dans la méningite aiguë, franche ou tuberculeuse, dans les tumeurs cérébrales, etc. En dernier lieu il faut songer à la constipation des cardiaques asystoliques et des brightiques.

ÉTIOLOGIE DE LA CONSTIPATION HABITUELLE

Les causes de la constipation habituelles sont d'ordre hygiénique ou pathologique.

Dans beaucoup de cas c'est d'une cause générale que relève la constipation, aussi faut-il citer en première ligne les *fautes contre l'hygiène générale*, ou *contre l'hygiène alimentaire*.

CAUSES HYGIÉNIQUES ET ALIMENTAIRES

Chez l'adulte comme chez l'enfant, la constipation dérive directement de mauvaises habitudes hygiéniques. Une nourriture trop animalisée, trop azotée : l'abus des viandes rouges, rôties, saignantes, la privation de végétaux verts, de fruits, conduisent très vite à la constipation. En effet, le régime carné laisse peu de résidus dans l'intestin, le bol fécal est réduit au minimum, il se dessèche, se durcit, ne sollicite pas suffisamment les contractions intestinales, et le besoin de la défécation ne se fait pas sentir. Au contraire, l'usage des aliments végétaux herbacés, des fruits cuits ou crus, du pain bis ou noir, laisse dans le tube digestif un grand nombre de débris cellulosiques, de déchets qui agissent à la manière de véritables corps étrangers et provoquent à la fois les secrétions de la muqueuse intestinale et la contraction de sa tonique musculaire.

Chez le nourrisson, un lait insuffisant comme quantité (femme ayant trop peu de lait) ou trop caséeux (lait de vache) produira la constipation. Quelquefois la constipation du nourrisson provient de la constipation de la nourrice qui, sous prétexte de se fortifier, abuse du régime azoté, du vin, des toniques. Chez l'enfant sevré, l'abus des liquides est très souvent la cause de la constipation.

Le régime lacté, quand il se prolonge, entraîne une

constipation opiniâtre, même chez les personnes qui au début en éprouvaient un effet laxatif. Chez les enfants, l'abus du sucre, des bonbons, des pâtisseries, entraînent fréquemment la constipation. Beaucoup de nourrissons, au moment du sevrage, présentent une constipation opiniâtre due à l'usage des féculents sucrés (farine lactée, racahout, etc.).

A tous les âges, l'absence d'exercice au grand air, la claustration, le repos prolongé, l'alitement, les voyages en voiture, à cheval, en chemin de fer, l'excès de chaleur, favorisent la constipation. De même le travail cérébral prolongé, le surmenage intellectuel, les préoccupations d'affaires, les chagrins. De toutes ces différentes causes, la sédentarité est la plus importante. En effet, elle entraîne le relâchement des parois abdominales, et tout le monde connaît la fréquence de la constipation chez les employés de bureau, qui restent assis des journées entières.

La constipation peut encore résulter de la contrainte qu'on s'impose, de la répugnance qu'on peut avoir ou de la paresse qu'on peut mettre à satisfaire le besoin de la défécation. Les femmes surtout et les enfants ont trop souvent l'habitude de résister aux premiers besoins, de reculer indéfiniment le moment de l'expulsion, et en s'abstenant ainsi contre toute raison, ils favorisent la dilatation, la parésie de leur intestin, en même temps que le durcissement et le desséchement du bol fécal. Plus tard, ils ne pourront aller spontanément à la selle, ils seront conduits à l'usage, puis à l'abus des lavements tièdes ou chauds qui, à leur tour, accroîtront l'ectasie et l'atonie du gros intestin. Alors la constipation deviendra chronique et rebelle.

Que de jeunes filles, par un sentiment de fausse pudeur, retardent autant que possible le moment de satisfaire à leurs besoins. Aussi ne compte-t-on plus les malades conduits à la constipation par une éducation mal comprise.

Lorsque l'atonie de l'intestin est provoquée et entretenue par une mauvaise hygiène elle est curable, quand elle n'a pu être prévenue. Mais il est une atonie d'évolution, en quelque sorte physiologique, qui s'observe chez les vieillards et qui résulte uniquement de l'âge et de la faiblesse musculaire qu'il entraîne. La contractilité de l'intestin s'affaiblit comme celle de la vessie, tous les réservoirs se vident mal, incomplètement et en pareille occurrence on doit tenir grand compte de la sénilité du sujet.

CAUSES PATHOLOGIQUES

Les causes pathologiques sont générales ou locales, organiques ou humorales.

Avant tout il faut bien savoir qu'il y a une *constipation héréditaire ou diathésique* qui se voit surtout dans certaines familles arthritiques. Dans certaines familles en effet, on est constipé de père en fils, sans que la constipation puisse s'expliquer par une lésion organique de l'appareil digestif ou même par une habitude hygiénique défectueuse. La constipation caractérise le tempérament de ces familles. Souvent on trouve chez les ascendants la goutte, la diabète, l'obésité, la migraine, ou quelque autre manifestation de la diathère neuro-arthritique. La constipation est très fréquente chez les personnes nerveuses des deux sexes et de tout âge ; chez les hystériques, les épileptiques, elle présente dans ce cas une opiniâtreté extrême. Elle est habituelle chez les chlorotiques, les anémiques, les neurasthéniques et les convalescents de maladies graves. Chez certains enfants, la constipation peut tenir à une malformation ou à un vice de développement de l'intestin. Ces petits malades ont le ventre ballonné, ils vomissent et il faut les exonérer mécaniquement.

Parmi les causes générales, capables de provoquer la constipation, il faut citer les fièvres, les maladies cérébro-spinales, la méningite et toutes les maladies qui, par leur action sur le système nerveux, paralysent l'intestin, arrêtent les sécrétions ainsi que celles des glandes annexes (foie), dessèchent les matières, entravent l'alimentation, la digestion, l'assimilation. Les *intoxications* par l'opium, le plomb, engendrent une constipation opiniâtre. De même l'abus des purgatifs qui, après une période d'hypersécrétion intestinale, semblent tarir la muqueuse ou épuiser la contractilité des parois.

Parmi les *maladies de l'appareil digestif et de ses annexes*, il faut citer la dysenterie, l'appendicite, la dyspepsie atonique (dilatation de l'estomac), les hémorroïdes, les fissures anales, les polypes du rectum, l'invagination intestinale, le cancer, le cancer du pylore.

Enfin, *les corps étrangers de l'intestin* : lombrics, calculs biliaires, entérolytes. A ces causes il faut ajouter toutes les lésions des organes abdominaux, toutes les tumeurs du bassin, les fibromes de l'utérus, la grossesse, les kystes de l'ovaire, l'hypertrophie de la prostate, les calculs vésicaux qui peuvent entraîner la constipation et parfois même l'obstruction intestinale par mécanisme de la compression.

Parmi toutes ces causes, les unes agissent en anesthésiant la muqueuse et supprimant le besoin de la défécation, les autres en paralysant la musculature de l'intestin, les autres en faisant contracter spasmodiquement les sphincters, les autres en amenant le durcissement et l'accumulation des matières ; les autres, enfin, en mettant un obstacle plus ou moins invincible au cours de ces matières (occlusion intestinale).

Après avoir passé en revue les différents facteurs étiologiques de la constipation habituelle nous en concluerons que celle-ci est le fait, soit d'un trouble moteur des parois de l'abdomen ou de l'intestin même, soit d'une viciation du pouvoir sécrétoire ou absorbant de cet intestin. Ces différents facteurs se trouvent d'ailleurs réunis.

Toutes les causes de flaccidité des parois abdominales conduisent à la constipation atonique. L'insuffisance motrice de l'estomac entraînant l'évacuation incomplète de cet organe, détermine également la constipation, c'est ce qui se produit en cas de dilatation de l'estomac ; mais ici l'atonie est surtout gastrique, et peut coexister avec du spasme intestinal.

Au niveau de l'intestin, la motricité peut être viciée dans le sens du spasme ou de l'atonie : *atonie* chez les sujets qui se retiennent volontairement d'aller à la selle, chez les gros mangeurs qui surchargent et distentent leur intestin par une alimentation trop copieuse, chez les obèses ; *spasme*, chez ceux qui font usage d'une alimentation excitante, de viandes faisandées et de mets épicés : le spasme est ici provoqué, selon toute vraisemblance, par un reflexe parti de l'intestin lui-même. Il en est de même pour l'appendicite chronique, ou en cas d'affection doulou-reuse de la partie terminale du gros intestin (fissure à l'anus, hemorroïdes), dans ce cas il y a contracture du sphincter anal empéchant toute défécation. Enfin, très souvent, le trouble nerveux est central, et c'est ainsi qu'agit la neurasthénie pour engendrer la constipation spasmo-dique de l'entéro-colite pseudo-membraneuse.

Nous avons vu que parmi les causes pathologiques il y avait ce que nous avons dénommé : des causes humorales. Dans un très grand nombre de cas, en effet, la constipa-tion est le fait de la modification des secrétions de l'in-testin et des glandes annexes (foie, pancréas). Ces sécrétions sont diminuées dans certaines maladies infec-tieuses, chez les diabétiques et dans les maladies du foie (cirrhoses). Mais c'est surtout la sécrétion duodénale qui est en cause. Le duodénum produit une substance spéciale, la sécrétine, qui passe dans la circulation, excite la sécrétion pancréatique, biliaire, intestinale, étendant ainsi son action à tout l'intestin grêle. En plus, la sécrétion possède une action excito-motrice manifeste sur le péristaltisme intestinal. On conçoit donc facilement que la diminution de la secrétion entraîne la constipation. Le duodénum et le jéjunum produisent encore un ferment soluble, l'entérokinase qui permet au suc pancréatique de digérer les albuminoïdes.

Nous nous résumons donc en disant :

La constipation peut tenir : soit à la flaccidité des parois de l'abdomen, de l'estomac ou de l'intestin (c'est le type atonique — soit au spasme intestinal dû à une action nerveuse centrale (neurasthénie) ou périphérique (réflexe dont le point de départ siège dans l'intestin lui-même ou dans un organe voisin) — soit aux troubles des sécrétions digestive, gastrique, duodénale ou jéjunale.

Traitements de la Constipation

Avant d'aborder l'étude des différents et multiples traitements préconisés contre la constipation habituelle, nous avons pensé qu'il était rationnel de parler des médications employées chez l'enfant. Aussi, avant de traiter, avec tout le développement qu'elle comporte, cette question du plus grand intérêt, la constipation de l'adulte, allons-nous donner un rapide aperçu des indications les meilleures, les plus simples et les plus en cours chez les enfants.

TRAITEMENT DE LA CONSTIPATION CHEZ LE NOURRISSON

Chez les enfants du premier âge, avant d'avoir recours aux laxatifs et aux purgatifs on emploiera des moyens qui ordinairement suffisent.

On introduira dans l'anus un *suppositoire* de beurre de cacao; si le beurre de cacao est inefficace, on l'associera à la glycérine (petits suppositoires creux contenant 0,50 à 1 gr. de glycérine.

En même temps, on ne manquera pas de rectifier le *régime* alimentaire du nourrisson : tétées régulières, peu nombreuses (sept à huit en 24 heures), régime convenable de la nourrice, etc. Si l'enfant est au biberon, usage du lait stérilisé ou coupé, du lait d'ânesse, du lait maternisé.

Si l'on donne des *lavements,* ils seront petits (40 à 50 gr. dans une poire de caoutchouc ou une petite seringue.

Ces lavements faits avec *l'eau bouillie, la décoction de guimauve, de grains de lin,* seront additionnés de *glycérine, de miel de mercuriale, de miel ordinaire, de sulfate de soude.*

Exemples :

<pre>
        Eau bouillie .... 50 grammes
        Miel de mercuriale 10   »
                                  pour lavement.
ou   Décoction d'orge .... 50 grammes
        Glycérine   5   »
ou   Eau de guimauve .... 50 grammes
        Sulfate de soude   5   »
ou   Eau bouillante .... 50 grammes
        Follicules de Séné   4   »
                                  à donner tièdes.
</pre>

Mais tous les lavements ont l'inconvénient de rendre l'intestin paresseux, de le distendre, de le paralyser. On doit leur préférer les *suppositoires à la glycérine* employés depuis quelque temps. On trouve chez les pharmaciens des suppositoires creux au beurre de cacao comptant 0,50 ou 1 gr. de glycérine, suivant l'âge (nouveaux-nés et nourrissons), des ovules de glycérine solidifiée.

Les suppositoires au beurre de cacao s'introduisent facilement dans le rectum à cause de leur onctuosité. Les ovules à base de glycérine solidifiée devront être huilés ou passés à la flamme d'une bougie pour s'introduire facilement. Au bout de quelques minutes, la fusion du suppositoire à la chaleur rectale met la glycérine en liberté et provoque des contractions intestinales aboutissant à la production d'une selle.

Les suppositoires qui agissaient bien au début peuvent devenir insuffisants, on pourra alors les remplacer par de petits *lavements de glycérine pure* à la dose de quatre cuillerées à café par lavement de 50 gr. d'eau bouillie tiède.

Quand on donne des purgatifs par la bouche, ils doivent être légers et peu irritants ; les plus employés sont : *le sirop de chicorée, le sirop de fleurs de pêchers, l'huile d'amandes douces* que l'on donne par cuillerée à café ; *le calomel, la magnésie, la manne.*

Le calomel se donnera en une fois dans une cuiller à café de lait ou d'eau sucrée, ou alors à doses fractionnées en plusieurs fois dans la journée.

Par exemple :

Calomel à la vapeur................ 0 gr. 05
Sucre de lait...................... 0   50

pour un paquet ; à prendre le matin à jeun dans une cuillerée à café de lait.

Ou alors par fractions comme suit :

Calomel à la vapeur............... 0 gr. 005
Lactose.......................... 0 · 20

pour un paquet ; donner 4 à 5 paquets dans la journée.

La magnésie calcinée se donne de la même façon :

Magnésie calcinée................. 0 gr. 25
Sucre en poudre.................. 0   50

pour un paquet ; donner 3 à 4 paquets par jour dans une cuillerée à café de lait.

La manne se donne dans du lait tiède. Exemple :

Manne en larmes .... 15 grammes
Lait tiède.................... 150   »

une cuillerée à dessert avant la tétée.

Ou encore *la Mannite :*

Mannite cristallisée........... 5 grammes
Eau distillée................. 100   »

uue cuillerée à café toutes les heures jusqu'à effet,

ou   Mannite cristallisée........... 8 grammes
Eau bouillante................. 60   »

une cuillerée à dessert avant les tétées.

Le podophyllin :

Podophyllin..................... 0 gr. 05
Alcool rectifié................. 5
Sirop de guimauve.............. 95

2 à 3 cuillerées à café avant la tétée.

Cascara Sograda :

Teinture de Cascara Sograda... 5 grammes
Sirop simple.................. 10   »

une demi à une cuillerée à café suivant l'âge.

Ces deux derniers purgatifs sont peu usités chez les enfants ; la famille n'en devra pas donner sans avis préalable du médecin.

Le purgatif le meilleur pour les petits enfants est l'*huile de ricin* ; on la donne à la dose de 1 gr. par année d'âge (5 gr. à 5 ans, 15 gr. à 15 ans).

En dernier lieu, on pourra donner un purgatif salin (peu usité chez les enfants en bas âge).

> Citrate de magnésie............ 5 grammes
> Sirop de limons............... 10   »
> Eau........................... 20   »

à prendre en une fois le matin.

TRAITEMENT DE LA CONSTIPATION APRÈS LE SEVRAGE
(2ᵉ enfance)

A cette période on peut user de remèdes plus actifs, sans oublier que l'hygiène chez l'enfant comme chez l'adulte joue un rôle capital.

L'enfant constipé devra être surtout végétarien (pain, légumes secs et verts, œufs, poissons, etc.). Les viandes rôties, les viandes rouges, le gibier seront écartés. On leur préférera les viandes blanches. On insistera sur les légumes herbacés (épinards, oseille, chicorée cuite).

On donnera des fruits crus bien mûrs sans excès, et des fruits cuits à discrétion (pruneaux, marmelade de pommes, compotes). Les mets sucrés seront interdits (bonbons, fruits secs, confitures, gâteaux, pâtisseries diverses). On rationnera les liquides : un verre d'eau, d'eau rougie, de lait, de bière légère à chaque repas.

Pas de vin pur, ni thé, ni café, ni liqueurs.

Régularité dans les heures des repas ; on obligera les enfants à manger lentement, à mâcher avec soin, à ne pas avaler gloutonnement des mets incomplètement divisés. Donner surtout des purées.

Il faut préconiser les promenades, les exercices, les jeux de plein air ; éviter la sédentarité, le surmenage cérébral, les veillées prolongées et le séjour trop prolongé au lit.

Il faut aux enfants de l'air, du soleil, du mouvement.

En plus de cette hygiène, il ne faut pas laisser les enfants prendre des habitudes de paresse et bien s'assurer qu'ils vont chaque jour à la garde-robe. On les habituera à aller tous les jours sur le vase, à la même heure, en un mot on fera l'éducation hygiénique de leur intestin. Mais cela ne suffit pas toujours et il faut provoquer les évacuations par des moyens artificiels.

Nous savons qu'il ne faut pas avoir trop souvent recours aux *lavements*, parce qu'ils surdistendent l'intestin et le paralyse à la longue. Ce n'est que dans les cas opiniâtres qu'on les prescrira ; ils seront faits avec de *l'eau bouillie* additionnée de *miel de mercuriale*, de *glycérine*, de *séné*, de *sulfate de soude*.

Voici, par exemple, les lavements à formuler pour un enfant de 5 à 10 ans :

Eau bouillie	200 grammes
Sulfate de soude	5 à 10

pour un lavement,

ou	Eau bouillie	200 grammes
	Miel de muscuriale	40 »
ou	Eau bouillie	200 grammes
	Glycérine	15 »
ou	Eau bouillie	200 grammes
	Follicule de séné	5 »
	Sulfate de soude	10 »

Les purgatifs les plus employés sont : les purgatifs *salins*, les purgatifs *huileux*, les *drastiques*, le *calomel*, etc.

Quand il y a sécheresse des matières on emploie le sulfate de soude ou de magnésie comme dans les formules suivantes :

	Sulfate de soude	10 grammes
	Sirop de groseilles	30 »
	Eau distillée	100 »
ou	Tartrate de soude	10 grammes
	Sirop de limons	30 »
	Eau distillée	100 »

ou Citrate de magnésie........... 10 grammes
   Sirop de framboises........... 30 »
   Eau......................... 100 »

à prendre en une fois le matin à jeun.

L'huile de ricin se donne, nous l'avons dit plus haut, à la dose de un gramme par année d'âge.

On peut l'administrer comme suit :

   Huile de ricin................. 10 grammes
   Jaune d'œuf .... Nº 1
   Sucre........................ 20 »
   Infusion de café .... 60 »

donner en une fois pour un enfant de 10 ans.

ou Huile de ricin.............. }
   Sirop de gomme........... } àâ 10 grammes

On peut également y adjoinddre le jus de citron, d'oranges, le cassis, etc.

La magnésie calcinée est un bon purgatif qu'on donnera à la dose de 4 à 5 grammes dans un peu d'eau sucrée. Quand on veut avoir des effets laxatifs répétés et prolongés, on prescrira les paquets suivants :

   Magnésie calcinée............. }
   Rhubarbe..................... } àâ 0 gr. 25
   Bicarbonate de soude..........
   Poudre de noix vomique....... 0 01

un paquet avant chaque repas.

La scammonée et *le jalap* qui ont le grand avantage, comme le calomel, d'être insipides, sont employés avec avantage chez les enfants. Ces poudres se prescrivent à la dose de 0 gr. 05 par année d'âge :

   Poudre de Scammonée............. 0 gr. 50

pour un paquet à prendre dans une cuillerée d'eau sucrée
     (enfant de 10 ans)

ou Poudre de Scammonée......... }
   Jalap....................... } àâ 0 gr. 25
   Podophyllin 0 02

pour un paquet à donner de même façon.

Le calomel, se donne à dose massive ou fractionnée : de 0 gr. 05 à 0 gr. 50 suivant l'âge, à prendre le matin à jeun ou une seule fois dans un peu de lait ou d'eau sucrée ; à doses fractionnées, 0 gr. 01 à 0 gr. 05, toutes les deux ou trois heures, à prendre de la même manière. Cette façon d'administrer le calomel donne un meilleur résultat

Comme eau thermale à conseiller pour les enfants constipés d'une façon chronique, on doit penser a Châtel-Guyon (Gubler).

TRAITEMENT HYGIÉNIQUE

Traitement de la Constipation chez l'Adulte

Avant d'aborder l'étude du traitement médicamennteux de la constipation de l'adulte, il nous faut exposer quelques considérations hygiéniques, base essentielle de la médication. *L'hygiène,* nous l'avons vu pour les enfants, joue un rôle considérable en thérapeutique, et nous allons constater tout le bénéfice que l'on pourra en tirer chez l'adulte.

En premier lieu se place *l'alimentation.* Nous savons que les aliments renfermant des substances non absorbables donnent des gardes-robes très abondantes.

Par contre, plus un individu prendra une alimentation azotée et facilement assimilable, plus les gardes-robes seront rares, tandis que, au contraire, plus l'alimentation sera végétale, plus les matières d'excrétion seront abondantes.

Aussi devra-t-on, auprès des personnes constipées, insister sur l'usage de ces *aliments végétaux,* et, à coup sûr, la réputation de quelques-uns, tels que les épinards, résulte de ce fait que ces substances renferment une grande quantité de cellulose, ce qui produit une augmentation de la masse du résidu fécal. C'est ainsi que l'emploi du *pain de son,* ou bien encore du *pain de seigle,* produit des gardes-robes très abondantes chez celui qui en fait usage.

A côté de cela nous devons placer les *fruits mûrs,* et en particulier les *prunes,* et surtout les *pruneaux* qui servent souvent à préparer des tisanes laxatives. Il en est de même du *raisin ;* enfin certains sucres comme le *miel* ont un effet purgatif manifeste.

Mais c'est l'*eau*, considérée comme boisson alimentaire, qui est un des plus grands éléments de la rareté ou de la fréquence des selles. A cet égard, les eaux potables doivent être considérées, comme l'a fait remarquer Armand Gautier, aux trois points de vue suivants : la température, la quantité et la qualité. La température de l'eau a, en effet une grande influence sur les troubles intestinaux ; chacun sait que l'usage de l'eau glacée produit la diarrhée. Quant à la quantité, moins on boit d'eau, plus les gardes-robes sont rares ; elles augmentent au contraire quand on en absorbe une grande quantité. Enfin pour la qualité de ces eaux, celles qui sont crues, c'est-à-dire contenant trop de principes calcaires, déterminent une constipation persistante ; renferment-elles au contraire beaucoup de matières azotées, elles produisent une diarrhée plus ou moins abondante. Les provinciaux qui vont à Paris ressentent presque toujours des effets purgatifs dus à l'eau de Seine qu'ils absorbent ; parce que cette eau est riche en matières organiques. Le Parisien éprouve l'effet opposé quand il va à la campagne, parce que dans ce cas l'eau qu'il boit est très riche en matières calcaires.

D'autres boissons peuvent aussi déterminer la diarrhée comme le *poiré* et le *cidre doux*, chez les personnes non habituées à en faire usage ; il en est de même pour la *bière*. Mais il est un liquide accusé bien à tort de déterminer la diarrhée, c'est le lait ; il est démontré, en effet, par de nombreuses observations, qu'établie sur des bases rigoureuses, la diète lactée ne produit pas la diarrhée, mais bien au contraire, la constipation. Cependant, il faut reconnaître que *le lait mélangé à du café* favorise les garde-robes, et, chez certaines personnes, ce mélange produit un effet purgatif réel.

Le *tabac* provoque souvent la diarrhée. Grand nombre de fumeurs assurent que lorsqu'ils cessent de fumer, ils sont constipés, et que le tabac après les repas détermine et favorise les selles.

L'*exercice* a aussi une iufluence incontestable sur la constipation et on peut dire qu'après l'alimentation, il n'y a pas de cause plus efficiente. La paresse intestinale et celle des muscles de la défécation marchent de pair avec l'affaiblissement musculaire général, et moins on fait d'exercice plus on est disposé à la constipation.

Aussi presque toujours, si ce n'est toujours, voit-on la constipation chez les gens sédentaires, et, on peut affirmer que chez la femme, la constipation est le résultat de l'inaction dans laquelle elle est le plus souvent plongée. On doit donc ordonner de l'exercice, soit la marche, soit la gymnastique, enfin tous les exercices corporels qui peuvent augmenter la force du groupe musculaire qui entre en jeu dans les efforts de la défécation.

Si la constipation est due à l'atonie de la couche musculaire de l'intestin, on doit pratiquer du *massage*. Cette pratique appliquée d'une façon journalière et méthodique aidera sans aucun doute la progression du bol fécal le long de l'intestin.

L'*habitude* joue, elle aussi, un très grand rôle dans la pathogénie de la constipation; il est des personnes, des femmes surtout, qui peuvent rester sans trop d'inconvénients, huit et quinze jours sans aller à la garde-robe; ce sont là, je le veux bien, des cas exceptionnels, mais on peut dire qu'ordinairement, les femmes vont à la selle seulement tous les deux jours; les hommes, au contraire, se trouvent constipés s'ils ne sont pas exonérés une ou deux fois par jour.

L'*heure* est encore uu point important dans la production des garde-robes; certaines personnes ont l'habitude d'aller à la selle à une heure fixe de la journée. Excellente pratique à recommander aux constipés. Il faut pendant quelque temps qu'ils se présentent chaque matin, au lever et à la même heure, à la garde-robe. Si au début on ne paraît tirer aucun bénéfice de cette méthode, il faut persévérer, l'effet ne tardera pas à se faire sentir.

Les affections morales ont une influence marquée sur la constipation, et sans parler des névroses, comme l'hystérie, ou des perversions mentales, comme la folie, qui s'accompagnent si fréquemment de constipation opiniâtre, il faut cependant reconnaître l'influence indéniable et réciproque du moral sur la constipation et de la constipation sur le moral. Voltaire n'a-t-il pas dit dans ses Romans que : « toute personne qui s'acquitte tous les matins, dés qu'elle a déjeuné, d'une bonne selle aussi aisément qu'on crache, est douce, affable gracieuse, prévenante, officieuse. Un non dans leur bouche a plus de grâce qu'un oui dans la bouche d'un constipé » .

Le climat a une action indubitable dans le développement ou la cure de la constipation. Les changements de température brusques produisent la diarrhée. L'acclimatation des pays chauds donne au début la diarrhée parfois d'une façon intense et rebelle.

L'influence du froid humide sur l'abdomen étant une des causes les plus habituelles de la diarrhée, on conçoit qu'on ait préconisé ce moyen contre la constipation, et qu'on ait appliqué sur le ventre des gens constipés des linges mouillés ou des douches froides. Cette hydrothérapie est un bon moyen dans la cure de la constipation.

Comment agit le froid pour combattre la constipation ?

C'est en exagérant les mouvements de l'intestin ; cette exagération n'est pas due directement à l'abaissement de la température, qui, au contraire, aurait un effet opposé ; mais bien parce que ce refroidissement de la périphérie entraîne, sans doute, une activité circulatoire plus grande de l'intestin et par cela même une augmentation dans les contractions intestinales. Toute cause qui pourra amener cette congestion active produira cet effet. Le duc de Ferrare ne pouvait aller à la selle qu'après avoir marché pieds nus sur des dalles fraîches.

Dans les moyens hygiéniques capables de combattre la constipation nous croyons devoir faire rentrer les lavements. C'est là un bon moyen lorsque l'on en abuse pas ; toutefois pour mieux exciter les fibres musculaires de l'intestin, ces lavements devront être donnés et pris avec de l'eau bouillie froide qui agira beaucoup mieux que l'eau tiède ou chaude.

TRAITEMENT MÉDICAMENTEUX DE LA CONSTIPATION

L'action purgative des médicaments employés est caractérisée par les deux phénomènes suivants : *fluidité, fréquence d'expulsion* des matières contenues dans l'intestin. Ces phénomènes sont ceux que l'on observe à la suite de toute purgation vraie, c'est-à-dire active. On peut en effet, atténuer l'action purgative de façon à n'obtenir que l'un des effets de la purgation : la fréquence d'expulsion des matières contenues dans l'intestin. Dans ce cas le médicament n'agit pas comme purgatif proprement dit, mais comme un simple laxatif. Il n'y a donc que l'intensité d'action qui est variable, suivant les doses et le mode d'administration.

La fluidité est due à une augmentation des liquides intestinaux. Ces liquides peuvent provenir de deux sources : ou d'une exsudation de la muqueuse, ou d'une hypersécrétion des glandes intestinales. Sans entrer dans la discussion à laquelle la production de ces liquides intestinaux a donné lieu de la part des savants, nous nous contenterons de dire qu'ils sont le terme ultime d'un réflexe partant de la muqueuse intestinale irritée, transmis aux ganglions intra-abdominaux et se réfléchissant par les nerfs vaso-moteurs et sécréteurs.

La fréquence d'expulsion des matières contenues dans l'intestin est la conséquence de l'accélération des mouvements intestinaux. Cette accélération est le corollaire obligé de toute action purgative. Cette excitation du péristaltisme est variable suivant la nature, la dose du purgatif, mais on peut dire d'une façon générale qu'elle est en raison directe de l'action purgative du médicament.

En résumé nous dirons que l'action purgative est le résultat d'un phénomène réflexe parti habituellement de la muqueuse intestinale, dont le centre se trouve dans les ganglions ou dans la moelle, dont les nerfs centrifuges sont les nerfs vaso-moteurs, sécréteurs et musculaires. Le mécanisme de l'action des purgatifs étant le même pour tous, nous les classerons suivant leurs effets physiologiques.

CLASSIFICATION DES PURGATIFS

1º Purgatifs agissant en augmentant la sécrétion intestinale sans exagérer le péristraltisme (purgatifs salins).

2º Substances agissant en augmentant la sécrétion et en exagérant les contractions de l'intestin (drastiques).

3º Médicaments agissant uniquement sur la tunique musculaire intestinale (atropine, strychine).

4º Purgatifs mécaniques.

PURGATIFS SALINS

Premier Groupe

Purgatifs salins. — Purgatifs sucrés. — Purgatifs végétaux non drastiques.

Sulfate de soude (sel de Glauber).

Dose : 30 à 50 grammes.

Citrate de soude.

Dose : 50 à 60 grammes (peu usité).

Tartrate de soude.

Dose : 40 grammes (peu employé).

Phosphate de soude.

Dose : 30 à 60 grammes.

Sulfovinate de soude.

Dose : 25 grammes.

A faire dissoudre dans 3 verres d'eau de Seltz.

On peut ordonner :

> Sulfate de soude
> Sel de Seignette   àà 20 grammes.
> Crême de tartre

pour 1 litre d'eau.

A prendre 2 ou 3 verres le matin.

Magnésie calcinée.

Dose : 6 à 8 grammes.

Sulfate de magnésie (sel d'Epsom).

Dose : 30 à 50 grammes.

Citrate de magnésie.

Dose : 30 à 60 grammes.

Tartrate de potasse et de soude (sel de Seignette).

Dose : 15 à 30 grammes.

PURGATIFS SUCRÉS

Manne.

Dose : 15 à 30 grammes pour enfant.
— 30 à 60 — pour adulte.

Miel.

Dose : 100 grammes par jour.

Mercuriale (miel de).

Dose : 30 à 50 grammes en lavement.

SECOND GROUPE

Purgatifs cholagogues et purgatifs dastriques

Calomel.

Dose 0 gr. 50 à 30 grammes.

Rhubarbe.

Dose : 0 gr. 30 à 0 gr. 60 aux repas.

Podophyllin.

Dose : 0 gr. 02 à 0 gr. 10.

Aloès.

Dose : 0 gr. 05 à 0 gr. 10 en pilules avant les repas.

Séné.

Dose : 5 à 15 grammes en infusion.

PURGATIFS DRASTIQUES

Jalap (poudre).

Dose : 0 gr. 50 à 1 gramme.

Jalap (résine).

Dose : 0 gr. 20 à 0 gr. 50.

Scammonée.

Même dose.

Eau-de-vie allemande.

Dose : 15 à 20 grammes.

Cascara Sagrada.

Dose : 0 gr, 30 en cachet ou pilules.

Troisième Groupe

Extrait de belladone.

Dose : 0 gr. 01 à 0 gr. 05 en pilules.

Teinture de Baumé.

Dose : 5 à 8 gouttes aux repas.

Electricité.

Quatrième Groupe

Huile de Ricin.

Dose : 15 à 60 grammes.

Huile d'amandes douces.

Huile d'olive.

Certes si l'on songe à la multitude de médicaments employés pour agir sur la contipation, la nomenclature des quelques substances indiquées ci-dessus paraîtra bien pauvre. Mais c'est à dessein que nous ne nous sommes pas plus étendu, tenant à ne donner qu'une vue d'ensemble nous permettant de rester dans le cadre que nous nous sommes tracé. Nous nous réservons d'ailleurs de donner plus loin quelques-unes des formules les plus usitées actuellement.

L'ensemble des moyens que nous avons exposés au cours de ce travail constitue la médication purgative.

On a vu combien nous avions insisté sur les causes de la constipation; combien nous avions appelé l'attention sur l'hygiène à suivre par les détraqués du ventre. C'est que cette hygiène joue le plus grand rôle dans la thérapeutique à suivre en pareil cas. Mais cela ne suffit pas toujours, et c'est alors qu'interviennent les purgatifs qui éliminent au dehors les produits septiques contenus dans l'intestin, qui, par leur séjour prolongé, peuvent produire des phénomènes d'intoxication. Ces purgatifs constituent donc une des armes les plus puissantes de l'antisepsie intestinale : et de même que l'on voit chez les individus qui urinent mal, ou dont les reins fonctionnent incomplètement, des accidents se produire sous l'influence des produits toxiques non éliminés, symptômes qui disparaissent quand la fonction rénale est rétablie, de même la rétention des matières fécales peut être le point de départ d'une véritable stercorémie, que les purgatifs feront disparaître.

PETIT FORMULAIRE

Voici le traitement de choix que nous conseillons pour un jeune homme ou une jeune fille constipés d'une façon chronique. (Ce traitement devra précéder tous les autres) :

1º Chaque matin, avant de se lever, appliquer pendant une grande heure, sur le ventre, une serviette pliée en deux trempée dans l'eau froide. (On interposera une lame de taffetas-chiffon entre la serviette et le linge de corps).

2º Matin et soir, au début des repas, prendre la pilule suivante :

> Extrait de belladone...........)
> Poudre de belladone .... } âä 0 gr. 01
> Poudre de noix vomique.......)

augmenter de 1 pilule tous les trois jours, jusqu'à concurrence *de six au maximum*.

3º Chaque soir, au coucher, prendre deux cuillerées *à café* d'huile de Ricin, ou en cas de répugnance absolue, un lavement d'huile d'olives tiède de 250 gr., et plus si besoin. Le lavement doit être administré très lentement et gardé toute la nuit si possible.

Ce traitement, bien suivi pendant quelque temps, donne les meilleurs résultats.

On pourra employer avec avantage la poudre composée de réglisse, à la dose de une cuillerée à café ou une cuillerée à soupe, le soir au coucher, dans un peu d'eau :

> Follicules de Séné pulvérisés)
>   et passés à l'alcool .... } âä 6 grammes
> Soufre sublimé ....)
> Anis étoilé pulvérisé........) âä 3 »
> Fenouil en poudre..........)
> Crème de tartre ....   2 »
> Réglisse en poudre.........   8 »
> Sucre porphyrisé..........   25 »

Formule de lavement purgatif :

> Sulfate de soude.......... 20 à 30 grammes
> Miel de mercuriale.......   40 »
> Infusion de séné..........   500 »

On pourra administrer l'huile de ricin comme suit :

Huile de ricin..............
Sirop d'orgeat.............. } àà 30 grammes
Sirop de gomme..........
Eau de menthe.............   10   »
Eau distillée............... Q. S. pour 150 gr.

à prendre en une fois le matin à jeun.

Pilules purgatives :

Cascara Sagrada.................. 0 gr. 06
Evonymin......................... 0   03
Podopyhllin 0   05
Extrait de jusquiame.............. 0   02

pour une pilule. En prendre 2 le soir.

ou   Aloès........................ } àà 0 gr. 10
         Cascara pulvérisé ....

pour une pilule. Une le soir.

ou   Aloès........................ } àà 0 gr. 10
         Scammonée...................
         Extrait de belladone   0   01

pour une pilule. Uue pilule le matin ou le soir.

On peut employer les cachets suivants :

Aloès........................ } àà 0 gr. 15
Scammonée...................

pour un cachet, le matin ou le soir.

ou   Cascara Sagrada............. } àà 0 gr. 25
         Aloès........................

pour un cachet à prendre le soir.

Elixir :

Extrait fluide de Cascara ...... 3 grammes
Glycérine 30   »
Alcoolature d'oranges douces .. 20   »
Eau distillée 100   »

un verre à liqueur à la fin des principaux repas.

Mélange :

> Extrait fluide de Bourdaine .. ⎱
>   »   »   de Cascara..... ⎰ 50 grammes
> Glycérine 30   »

deux cuillerées à café le soir dans un demi-verre d'eau sucrée.

Pilules :

> Aloés .... 2 grammes
> Résine de jalap .... ⎫
>   »   de scammonée...... ⎬ ââ 1   »
> Turbith végétal............ ⎭
> Extrait de jusquiame .... 0 gr. 15
> Savon amygdalin............... q. s.

pour faire 50 pilules. 2 à 3 le soir.

On peut ordonner :

> Sulfate de soude.......... ⎫
>   «   de magnésie. ..... ⎬ ââ 25 grammes
> Sel de Seignette .... ⎭

une cuillerée à café ou à dessert le matin dans un verre d'eau pure.

ou   Sulfate de soude .... 20 grammes
>   »   de magnésie 10   »
> Crême de tartre............ ⎱ ââ 5   »
> Magnésie calcinée.......... ⎰
> Borate de soude 10   »

1 cuillerée à café le matin dans un verre d'eau gazeuse.

Telles sont les principales formules employées pour traiter la constipation chronique. Nous avons choisi celles qui, par expérience, nous ont paru donner les meilleurs résultats sans irriter l'intestin. Mais il reste toujours bien entendu que ces médications n'excluent nullement le régime et l'hygiène prescrits plus haut ; l'un ne saurait aller sans l'autre.

C'est à dessein que nous avons omis de parler des eaux minérales purgatives. Elles sont tellement connues du public qu'il nous a paru superflu d'en parler.

Quant aux spécialités de toute sorte qui existent actuellement, nous ne saurions mieux faire que de recommander uniquement les « Pastilles de Châtel-Guyon (Miraton) », à la dose de 1 à trois par jour.

DOCTEUR MASQUERAY.

6 Décembre 1907.

www.ingramcontent.com/pod-product-compliance
Ingram Content Group UK Ltd.
Pitfield, Milton Keynes, MK11 3LW, UK
UKHW020057100726
13658UKWH00004B/1822